Esto para Mí

Dr. A.H. Yurvati

Yurvati Legacy Press
www.yurvatibooks.com
info@yurvatibooks.com

Índice

Este libro está dedicado al amor de mi vida, Sharon. Nos acercamosa nuestro quincuagésimo aniversario en agosto de 2024. Espero que el destino nos permita alcanzar ese hito. Esto es para mis colegas, residentes y estudiantes que se han cruzado en mi camino. Esta es una dedicatoria especial a todos los pacientes que me confiaron su atención quirúrgica y un reconocimiento a dos de mis pacientes favoritos. La primera fue Norma Jean, a la que salvé en múltiples ocasiones por rotura de arterias; fue mi último casoantesdeingresar en el hospital. Por desgracia, falleció mientras yo me recuperaba de mi primera operación de espalda.

Mi segundo paciente, Zakk, músico de Colorado y miembro fundador de la banda Broken Circle, tenía un problema en el xifoides que le impedía vivir; me encontró en Internet y vino a Fort Worth. Le extirpamos el xifoides y fue como un milagro; su recuperación fue rápida. Ahora está de gira, grabando y actuando como telonero de algunos músicos clásicos. Preveo un Grammy en su futuro.

Agradecimientos

El autor da las gracias a Patrick Irish, del CVOR Medical City Fort Worth, y a su equipo por la fotografía de la portada; a su talentosa artista, Melissa Gannon, que transformó las imágenes enilustraciones de portada; y a Fulton Books, que le ayudó a navegar por la experiencia editorial.

Introducción

Espero que os haya gustado mi primer libro, *Mojarme las manos*. Muchos de vosotros me habéis inspirado para escribir otro libro. Así que aquí va basura o no y mi saga continua con el temido Destino. Obviamente, todavía estoy vivo desde mi diagnóstico inicial en 2010 de mieloma múltiple no curable. Muchos encuentros adicionales con las Parcas han ocurrido desde nuestras últimas interacciones.

Esta es una actualización sobreSharon. Ellarequirióunacirugíade espalda multinivel urgente, en agosto de 2010. Cancelamos nuestro viaje a Savannah en el último momento, ya que se cayó en el dormitorio debido a la pérdida de función en su pierna derecha. Se sometió a una fusión laminectomía de cuatro niveles y ha hecho grandes progresos con su fisioterapeuta, Marc. Su afasia expresivano ha mejorado; ya han pasado más de tres años desde su ictus inicial. Su quinto libro de la serie Luna de sangre, *Equinoccio deinvierno*, aún no está terminado. El manuscrito está ensuMac;cargo el dispositivo cada mes para poder guardarlo. Estaba tan cerca de terminar la saga de Candy y Thorne y sus interacciones con las diosas de la Tierra y la Luna y el dios Sol.

Así que, con el permiso de las Parcas, que comience mi viaje.

Capítulo 1

Mi aventura continúa. He tenido algunas complicaciones importantes, y las compartiré con ustedes. Sigo teniendo fuertes dolores de espalda, inestabilidad y limitaciones en mis actividades cotidianas. Volví a consultar con neurocirugía y determinamos que necesitaba una corpectomía (extirpación de las vértebras e implante de un dispositivo estabilizador) de la tercera vértebra lumbar.

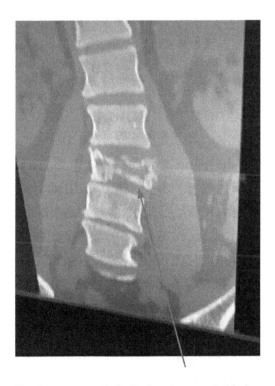

Flecha que señala la fractura patológica
de la tercera vértebra lumbar.

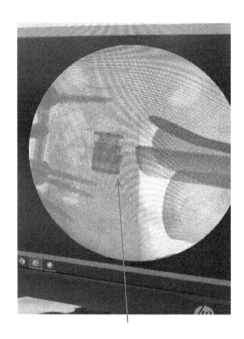

Dispositivo implantado

Mi segunda operación de espalda fue extremadamente difícil; fue una cirugía de diez horas. Pasé una semana en la UCI neurológica. Estaba incoherente, séptico y sobrecargado de líquido, y pensé que no sobreviviría. Para empeorar las cosas, el destino me golpeó en el escroto; grandes cantidades de líquido cayeron en cascada. Mis *cojones parecían* globos de agua. Al cabo de seis semanas, ya caminaba sin ningún dispositivo de asistencia. Todo el mundo pensaba que tenía un aspecto estupendo; entonces me golpeó el destino. Tuve un empeoramiento repentino con la subluxación de la articulación sacroilíaca izquierda (desplazada) que me atrapó elnervio ciático. Este dolor tan intenso es equivalente al que tenía en

2010, así que he vuelto a utilizar un andador con ruedas. Para empeorar las cosas, desarrollé una tromboflebitis superficial agudadel tobillo derecho, mi pierna dominante. Tal lío endosextremidades, dolor, ardor e hinchazón. Hablando de miserable.

El Dr. Ash, mi proveedor de tratamiento del dolor, sugirió una bomba analgésica implantable, ya que dudaba en colocar clavos en la articulación por si no aguantaban. Así que me pusieron una epidural, y fue extraordinario. Me implantó una bomba de dolor Medtronic synchronicity; el dispositivo ha sido un salvavidas, me ha permitido dejar todos los opiáceos y me siento mucho más alerta y viva. Así que aquí vamos con otro dispositivo implantable. Juro que cuando me incineren, ¡explotaré por todas las baterías/dispositivos que me han implantado!

Capítulo 2

Decidimos celebrar mi sesenta y seis cumpleaños en Vieques, Puerto Rico. Le pedí a Vicky, la hermana de Sharon, que me acompañara para ayudarla a desplazarse. Salimos del aeropuerto de Dallas Fort Worth y pasamos la noche en San Juan. Reservé en el hotel del aeropuerto; debido al COVID-19, habían cancelado y luego reabierto las reservas. Adivinad. ¡Perdieron la nuestra! El hotel estaba lleno, así que pasamos la noche en el vestíbulo en sillas hasta que salió nuestro vuelo a Vieques. Fue un vuelo de más de veinte minutos; todo iba bien, hasta que nos preparamos para aterrizar. El tren de aterrizaje no se desplegaba, así que abortamos y regresamos al aeropuerto de San Juan. La pista estaba preparada con camiones de bomberos y vehículos de emergencia. ¡El destino! Por suerte, el piloto pudo anular y desplegar manualmente el tren de aterrizaje; embarcamos por poco tiempo y tomamos otro avión a Vieques.

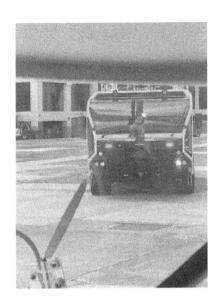

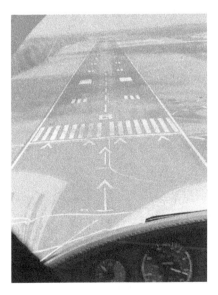

Al llegar, nos recibieron mi hermanastro Jorge y su mujer, Elba. Hacía más de cuarenta añosquenolosveía;fueunreencuentromuy emotivo. También nos reunimos con mi sobrino Jorge Alberto y mi sobrina Ive, que son personas fantásticas; mi

5

hermano hizo un gran trabajo criándolos; ambos tienen éxito. Construyó una casa de vacaciones en lo alto de una colina con unas vistas impresionantes.

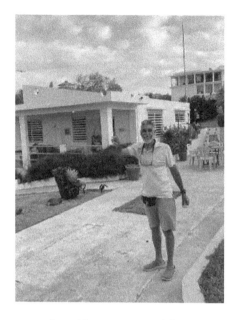

La casa de mi hermano en Vieques, que construyó en una colina con vistas al océano, a Culebra y a parte de las Islas Vírgenes.

Nos alojamos en el Blue Horizon Resort, en bungalows de lujo con vistas al mar Caribe. Todos los días nos recogía la familia para llevarnos a la playa; Sharon y Vicky fueron como peces, directos al agua. Nuestro viaje fue muy energizante.

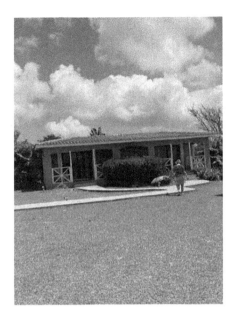

Bungalow Blue Horizon Resort

Visitamos la zona donde creció mi madre; esa parte de la isla fue confiscada por la Marina estadounidense. El Departamento de Defensa había empezado a buscar un lugar para situar una base naval entre 1941 y 1950, que consistíaendosparcelasquesumaban veintidós mil acres o unos dos tercios de la isla. Los habitantes recibieron un estipendio de 1.500 dólares para evacuar. Posteriormente, ocho mil acres del extremo occidental de la isla se utilizaron principalmente como depósito de municiones navales hasta que la propiedad fue devuelta al municipio de Vieques el 1 de mayo de 2001. El extremo oriental de la isla se utilizó para ejercicios de entrenamiento envivo,disparosbarco-costa,bombardeosaire-tierray desembarcos anfibios de los Marines deEE.

UU.apartirdeladécada de 1940. Dentro de esa zona había un área deimpactovivo(LIA,por sus siglas en inglés) de 900 acres que se utilizaba para disparar proyectiles vivos. Muchas zonas están contaminadas y se tardará décadas en descontaminarlas, si es que se consigue.

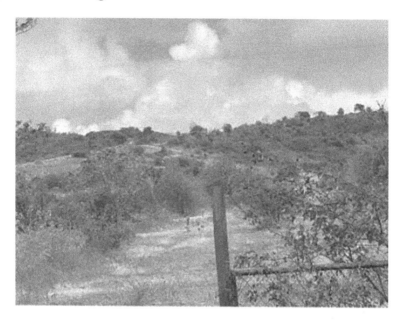

La Marina arrasó las tierras y las casas de las familias

Un aspecto interesante de Vieques son los caballos salvajes. ¿De dónde proceden los caballos de Vieques? Esta magnífica raza se cultivó durante quinientos años en Puerto Rico y es una mezcla de los caballos Barb, Spanish Jennet y Andaluz.

8

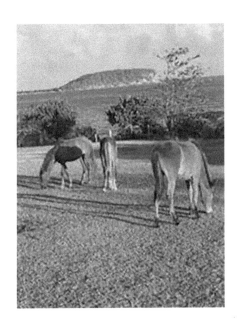

Caballos salvajes

Otra visita obligada es la ceiba. Las ceibas, a veces llamadas ceibos en inglés, salpican la isla, pero sólo hay una conocida como ceiba. Es el árbol más antiguo de la isla, se calcula que tiene Con más de cuatrocientos años, la ceiba es el árbol nacional de Puerto Rico.

Es fácil entender por qué ceibas como ésta ocupan un lugar tan singular en la mitología indígena. En la cultura maya, la ceiba marcaba el centro de la tierra, y se creía que sus ramas jóvenes, cubiertas de púas como una cota de malla afilada, servían deescalera para que los espíritus de los muertos ascendieran al más allá. En la religión de los taínos, elpuebloindígenadePuertoRico,la ceiba se considera hija de Yaya, la diosa todopoderosa.

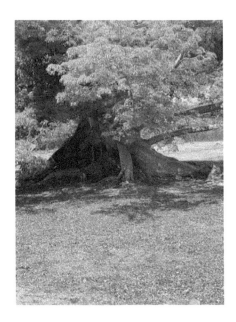

Ceiba de Vieques

Nuestro regreso a Estados Unidos fue tranquilo; de hecho,teníamos una reserva de hotel en el aeropuerto y nuestros vuelos llegaron a tiempo. Fue un viaje muy gratificante, en el que nos reencontramos con la familia y conocimos la isla en la que creció mi madre.

Capítulo 3

Mi sesenta y siete cumpleaños fue mucho mejor que mi sesenta y cinco. Decidimos hacer un viaje por carretera e invitamos a Lara, la sobrina de Sharon, y a su marido, Geoff. Condujimos desdeSouthlake hasta San Antonio (293 millas). Celebramos micumpleaños en el Riverwalk con una cena en *Boudros*. Tienen un guacamole fantástico y una margarita de higos chumbos. Nuestro alojamiento favorito es el Omni La Mansion, en el Riverwalk; siempre reservamos una habitación con balcón, con unas vistas preciosas. Hicimos la obligada excursión en barco por el río, e identifiqué alotro lado del río, en el hotel Hilton La Placida, la mesa dondeSharonyyo tuvimos nuestra primera cita en 1973.

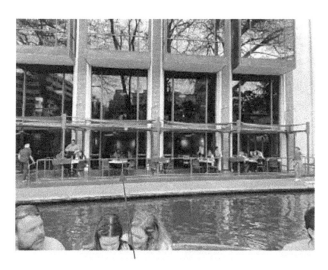

Mesa de la primera cita

Al día siguiente, hacia el sur hasta Corpus Christi (145 millas), nos alojamos dos noches en el Omni de la bahía y visitamos a Vicky, la hermana de Sharon, que se mudó allí y tiene una casa monísima en el canal. El último viaje es a Fredericksburg (214 millas); hicimos rutas del vino y cenas estupendas. Los padres de Geoff se reunieron con nosotros; son oficiales navales retirados. Ahorré mi camiseta: "ARMY because no one played Navy as a kid"; no quería iniciar una competición Ejército contra Marina. Finalmente, volvimos a casa (253 millas). Fue un largo viaje por carretera, 905 millas en total, pero fue un gran viaje. La parte baja de la espalda aguantó y necesitó algunos esteroides orales adicionales, pero aguantó la conducción.

Al volver a casa reinicié la quimioterapia; todos los marcadores se mantienen estables, por lo que seguiremos con un programa de mantenimiento y por el momento pospondremos el trasplante de médula ósea. Las Parcas han estado muy calladas; mepreguntoqué estarán planeando.

Capítulo 4

Uno de mis adjuntos me dijo que en tu formación quirúrgica crees que lo has visto todo. Luego me dijo que no era cierto: "*Una vez en la práctica, se te presentarán algunos casos inusuales. Por eso la medicina es un arte y una ciencia*". Les presentaré algunos de mis pacientes más notables; he intentado explicar los casos para que los lectores no médicos puedan entender de qué estoy hablando.

lectores no médicos puedan entender de qué estoy hablando.Sin duda echo de menos entrar en el quirófano, pero con mi enfermedad no es posible; el privilegiodeayudaraalguien,curaruna enfermedad o salvar una vida es tan edificante. Muchas veces tienes que ser innovador en el procedimiento; muchas veces los residenteso los estudiantes me preguntaban: "¿Has hecho esto antes?". Mi respuesta es: "No, nadie lo ha hecho. Tienes que pensar con originalidad".

Recuerdo mi primer y mi último caso quirúrgico. El primero fue una mujer de ochenta años, Mary, que sufrió una disección de la arteria coronaria descendente anterior izquierda durante una angioplastia. Para complicar el caso, a principios de los años sesenta se había sometido a una mastectomía Halstediana (extirpación de la mama y todo el músculo) y a radiación con cobalto. El tejido de su pecho era como el cuero; era un caso muy difícil. Lo hice sola, ya que mi compañero estaba fuera de la ciudad. Tardó una eternidad en curarse, como era de esperar. Uno o dos años más tarde, le operé las arterias carótidas y, años más tarde, le hice un bypass en las arterias de las piernas.

Mi último caso fue Norma Jean. Le había hecho dos reconstrucciones aórticas y numerosas intervenciones en las extremidades inferiores, y tenía un seudoaneurisma no operable en la arteria iliofemoral izquierda. Recibía un mensaje de su hija diciéndome que su madre estaba de camino a urgencias en ambulancia o en vuelo sanitario. Reparé la arteria sólo para que volviera a sangrar unos meses después. Fue el último caso que atendí; sufría mucho, pero me sentía comprometida a ayudarla. Me estaba recuperando de mi primera operación de espalda cuando su hija me informó de que había sufrido una rotura y que la iban a trasladar en avión, pero no parecía que fuera a sobrevivir. Me entristecí, pero sé que hice todo lo que pude para mantenerla con vida y que pudiera ver a sus nietos y disfrutar de la vida familiar.

Así que aquí volvemos a la sala de operaciones para que pueda compartir con ustedes algunos de mis casos más inusuales.

Capítulo 5

Hombre tortuga

Un varón de 51 años fue remitido a nuestra clínica torácica por empeoramiento de la disnea, fiebre y escalofríos. Susradiografíasde tórax mostraban un colapso de la parte superior de su pulmón derecho, con la formación de una bulla (burbuja). Su ocupación era pintor de puentes. Despejaba los nidos de pájarosantesdepintar;no cumplía con el uso de equipos de protección respiratoria.

Lo llevamos a cirugía y le hicimos un colgajo de Eloesser; se trata de un procedimiento en el que se extraen algunas costillas y se hace una abertura más grande en el tórax para drenar. Tres años después, presentaba múltiples bacterias en el pecho, sobre todo estafilococos resistentes a la meticilina (SARM). El mejor medicamento para tratar el SARM es la vancomicina. Así que se me ocurrió fabricar microesferas de PMMA (polimetacrilato de metilo) y colocárselas en el pecho. Al cabo de un mes, se las quité y la infección desapareció. ¿Cómo se me ocurrió la idea? Pensando con originalidad. La radiografía de tórax muestra las cuentas dentro del pecho. De ahí la imagen de los huevos de tortuga.

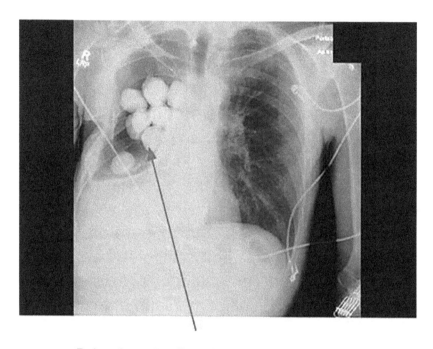

Bolas de metacrilato de metilo con antibiótico

Capítulo 6

Pulmón ungueal

Un paciente psiquiátrico de cuarenta y cuatro años acudió a urgencias con tos y hemoptisis (tos con sangre). Tenía un largo historial de ingestión de cristales, tornillos, clavos y otros objetos no digeribles. Le habían practicado al menos cuatro operaciones abdominales para extraerle los cuerpos extraños. Una radiografía de tórax mostró un clavo en la vía aérea del bronquio izquierdo.

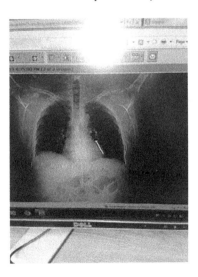

Pulmonar intentó extraer el clavo con un
broncoscopio, pero no pudo liberarlo.
Así que se consultó a cirugía cardiotorácica.

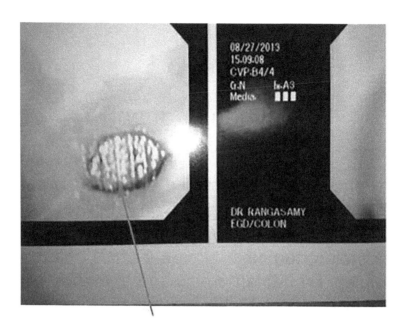

Flecha señalando clavo incrustado en bronquio

Lo llevamos al quirófano e intentamos extraer el clavo con un endoscopio, pero no lo conseguimos. Así que hicimos una toracotomía limitada (tórax abierto) y abrimos el pulmón para extraer el clavo. Grapé el pulmón para preservar todo lo que pudiera. Le fue bien y le dieron el alta en tres días. Sin embargo, volvió un mes después a urgencias, esta vez con tornillos que le obstruían el intestino; por suerte, lo pasé a cirugía general.

Capítulo 7

HutLung

Una mujer laosiana frágil de ochenta y cuatro años acudió a su médico de atención primaria con fatiga, pérdida de peso y malestar general. Emigró a Estados Unidos hace cinco años;antesvivíaenun pequeño pueblo. La enfermedad pulmonar por partículas de origen doméstico (DAPLD) es el resultado de una exposición prolongada al humo de combustibles de biomasa que provoca una acumulación de antracosis y fibrosis. El combustible de biomasa es utilizado por más del 50% de la población mundial e incluye madera, ramas, hierba, carbón vegetal y otros cultivos o residuos naturales. Cuando se quema, el humo del combustible de biomasa produce partículasfinas y polvo, que se depositan en los bronquiolosyalvéolos.Enelestudio de Sandoval et al. se explica que el humo de la madera está compuesto por partículas de distintos tamaños, "monóxido de carbono, óxidos de azufre, óxidos nitrosos, aldehídos y materia poliorgánica, incluidos los hidrocarburos aromáticos policíclicos", todos ellos toxinas y contaminantes nocivos que pueden irritar ydañar el parénquima pulmonar. Si la ventilación es deficiente, aumenta el riesgo de inhalar estas partículas finasycontaminantesy, con el tiempo, estas partículas se acumulan y superan a los macrófagos que normalmente eliminan estas partículas extrañas del parénquima pulmonar. Así, las partículas que no son eliminadas por los macrófagos pueden irritar el parénquima pulmonar y causar fibrosis o simplemente permanecer en el tejido causando antracosis.

Le realizamos una biopsia toracoscópica asistida por vídeo del pulmón derecho. El diagnóstico patológico fue hut lung; la imagen muestra la neumoconiosis (material atrapado en el pulmón).

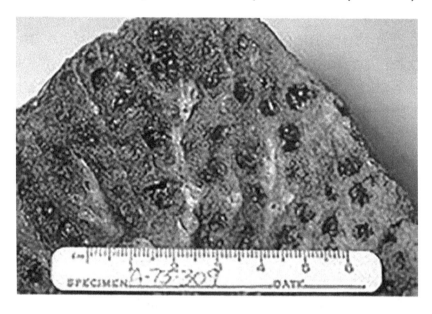

La paciente fue dada de alta en dos días; por desgracia, no hay cura, y siguió empeorando debido a la desnutrición y al empeoramiento de la función pulmonar.

Capítulo 8

Bazotorácico

Una mujer de sesenta y dos años acudió a nuestra consulta de su médico de atención primaria con un TAC torácico anormal. Aparecía una masa de 3 cm. Recomendamos la biopsiatoracoscópica videoasistida (VAT) de la masa.

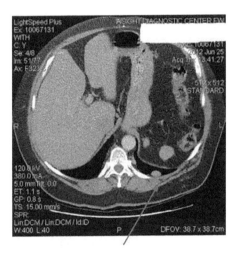

Flecha que señala la masa

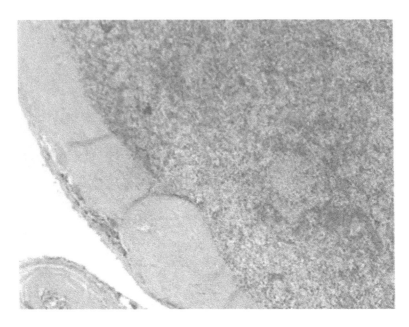

Tejido esplénico

La masa se extirpó mediante cirugía videoasistida, y en patología se identificó como tejido esplénico. El bazo vive en el lado izquierdo del abdomen, ¡no en el pecho! Resulta que a los diecinueve años le dispararon a quemarropa con una escopeta; suponemos que un pequeño trozo de tejido esplénico se incrustó en el pecho y creció con el tiempo. Desde 1856, sólo se han registrado cincuenta y seis casos de bazo intratorácico.

Capítulo 9

Bilorrea(tosconbilis)

Una mujer de 47 años acudió a la consulta de cirugía torácicapor tos persistente, fiebre, escalofríos, disnea, sudores nocturnos y dolor torácico. Se quejaba de un líquido amargo y amarillento que expulsaba al toser. Aproximadamente un año antes, se le había practicado una hepatectomía parcial (resección hepática) por un tumor de colon metastásico. En el postoperatorio, desarrolló una infección pulmonar y precisó drenaje videoasistido. Lediagnosticamos una afección muy poco frecuente; se había desarrollado una fístula (vía) entre el hígado y el pulmón.

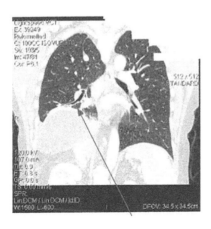

Flecha que señala la fístula

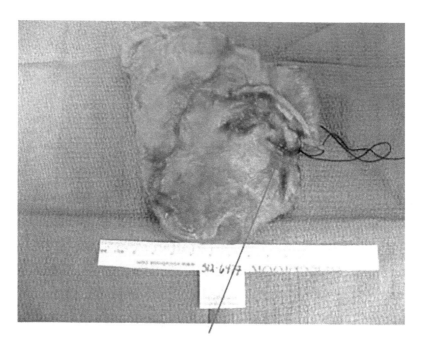

Flecha en la sutura donde se formó la fístula

Se le practicó una resección pulmonar abierta para extirpar la fístula. Le dieron el alta en cuatro días y evolucionó favorablemente. Por desgracia, el cáncer de colon reapareció, pero ella y su marido pudieron irse de vacaciones a Europa sin volver a toser. Falleció aproximadamente un año después a causa de un cáncer de colon metastásico.

Capítulo 10

Tubo torácico pulmonar intraparenquimatoso

Una mujer de setenta y cuatro años estaba de visita en Texas desde Glasgow (Escocia), su ciudad natal. Asistía a un funeral familiar en una de nuestras comunidades rurales. Tenía antecedentes de EPOC, cáncer de pulmón y resección pulmonar superior previa con radiación. Le faltaba el aire y acudió a urgencias, donde le diagnosticaron erróneamente un neumotórax (colapso pulmonar) e intentaron colocarle un tubo torácico. Por desgracia, atravesaron el pulmón e incrustaron el tubo. Fue trasladada en helicóptero a nuestro centro para su tratamiento quirúrgico. Estaba en estado de shock y necesitaba una intervención quirúrgica urgente. Pudimos extraer la sonda y detener la hemorragia pulmonar. Se trataba de un caso difícil debido a su cirugía previa y a la radiación. Pudimos suturar los orificios y utilizar pegamento quirúrgico para sellarlos.

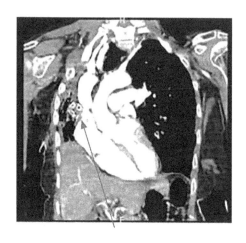

Flecha señalando el tubo torácico incrustado en el pulmón

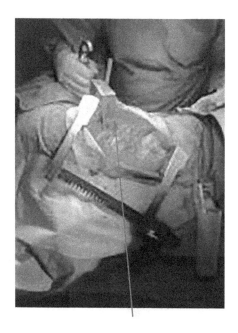

Flecha a la exposición operativa del
tubo torácico incrustado.

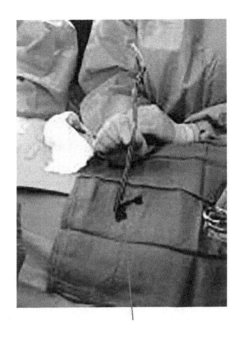

Flecha que señala el tubo torácico retirado

Sabiendo que era escocesa, supuse que eraunagranaficionadaal fútbol. Hay dos equipos que compiten desde 1800, el Glasgow Rangers y el Celtic. Me arriesgué al cincuenta por ciento y me pusemi equipación del Glasgow Rangers para verla alamañanasiguiente en la UCI. Enseguida se alegró, porque era una hincha acérrima de los Rangers; llamó a su familia en Escocia para decirles que estaba siendo atendida por un médico de los Rangers. Le dieron el alta y regresó a Escocia, una mujer muy afortunada por haber sobrevividoal incidente. El médico de urgencias debería haber obtener un mejor historial del paciente.

Capítulo 11

Un hombre de 43 años fue remitido a la clínica torácica por sucirujano bariátrico. Dos años antes le habían colocado una banda gástrica para perder peso. Durante ese tiempo, había empeorado la opresión torácica, la dificultad para tragar y el aliento maloliente. Se descubrió que tenía un divertículo esofágico intratorácico de 8 por 7 cm.

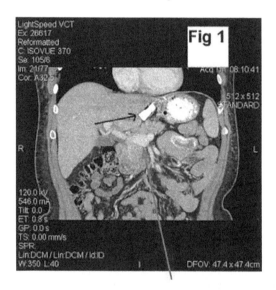

Flecha que señala la banda gástrica

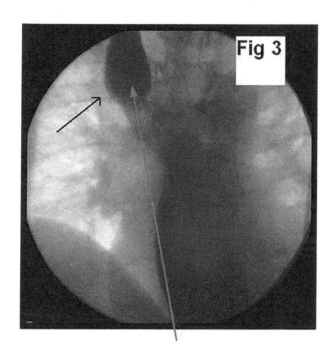

Deglución con contraste de bario
flecha señalando divertículo

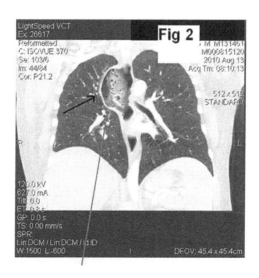

Flecha apuntando al divertículo

Optamos por el tratamiento quirúrgico para resecar el divertículo.En primer lugar, el cirujano bariátrico retiró la banda gástrica, luego abrimos el tórax y grapamos el divertículo. En el postoperatorio del segundo día, su trago de bario mostró un buen paso del contraste sin fugas. Supuse que la banda gástrica había aumentado la presión sobre el esófago y que éste se había hinchado, formando así el divertículo.

Capítulo 12

Tumordecolisión

Un hombre de 55 años presentó una lesión fungiforme de 20 cm. en la zona de la mejilla del hombro izquierdo. Tenía antecedentes de SIDA no tratado y no buscó atención para su lesión cutánea necrótica. La lesión estaba ulcerada, maloliente, necrótica e infestada de gusanos. Estaba muy enfermo y fue ingresado en el hospital. Nos consultaron y recomendaron biopsias quirúrgicas y evaluar una posible resección. En el quirófano, erradicamos los gusanos con la preparación de betadine; visualicé que parecía haber dos arquitecturas tumorales distintas, con una colisión de los tumores en el centro. Se consideró que no era resecable, pero hicimos una biopsia y, efectivamente, en la anatomía patológica se verificaron dos tipos de tumores distintos.

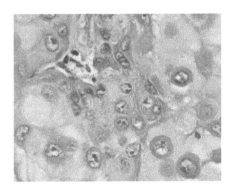

Célula escamosa

31

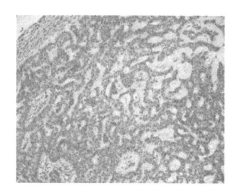

Célula basal

El patólogo informó dos cánceres distintos distintos: basalbasal y de células escamosas. Los tumores colisionaban en el centro de la lesión. Desgraciadamente, no evolucionó bien y fue dado de alta para cuidados paliativos. Los tumores de colisión son muy raros y representan sólo el 1% de los cánceres de partes blandas.

Capítulo 13

Pseudosarcoma

Paciente afroamericano de 54 años, obeso mórbido, conuna amplia historia clínica de trastornos respiratorios del sueño tratados con BiPAP en casa, diabetes mal controlada, anemia y celulitis de las extremidades inferiores con linfedema. El paciente se presentó para la evaluación de una enorme masa en la pierna derecha, quejándose de un aumento gradual del tamañoypesodela masa, lo que afectaba a su movilidad y calidad de vida.

Había declarado importantes complicaciones conlasactividadesde la vida diaria, la marcha, la marcha y el equilibrio, así como dolor de espalda que había empeorado crónicamente con el aumento del tamaño de la masa.

La exploración física mostró a un hombre con obesidad mórbidacon una masa pediculada en la parte proximal medial del muslo derecho y edema en las extremidades inferiores. En la tomografía computarizada de la masa se interpretó que se trataba de una"masa grande (33 cm. x 27 cm.) de tejido blando con realce mínimamente heterogéneo que surge de los tejidos subcutáneos de la parte medial del muslo derecho y contiene un área de atenuación grasa; debe considerarse la posibilidad de un liposarcoma diferenciado, así como de otros tumores benignos y malignos de los tejidos blandos."

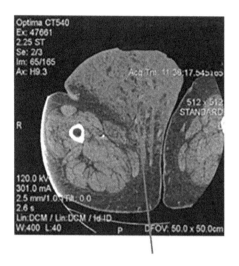

Masa en el muslo por TC

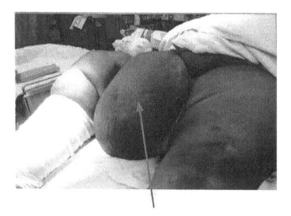

Masa del muslo

34

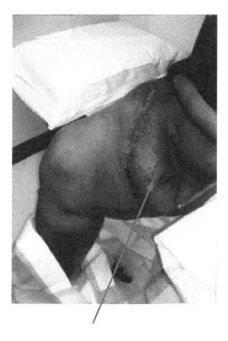

Seis semanas después de la operación

La masa medía 49 cm. por 30 cm. por 13 cm. y pesaba 39,6 kg.; el diagnóstico final es linfedema localizado (pseudosarcoma). Evolucionó bien y pudo empezar a hacer ejercicio; su peso inicial era de 1,5 kg. y perdió unos 45 kg. en el primer año. Completamos cuatro casos más durante el año siguiente con gran éxito. Desgraciadamente, muchos cirujanos han evitado estos casos; son complejos. Los vasos sanguíneos que alimentan estos tumores son enormes y los canales linfáticos son robustos. Empleamos técnicas innovadoras, como el cauterio Aquamantys, y utilizamos agua sobrecalentada para cortar y cauterizar los vasos.

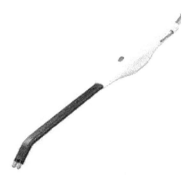

Los casos solían durar unas cuatro horas; todos los pacientes necesitaron el cierre con vacío de la herida del gran defecto tras la resección. Las heridas tardaron entre 4 y 8 meses en cicatrizar. Los pacientes pudieron deambularyaumentarsumovilidadtrasperderun tumor de ochenta y cinco libras. Su calidad de vida también mejoró notablemente.

Capítulo 14

Hernia pulmonar

Un varón de cincuenta y nueve años con hábito corporal aumentado y sin antecedentes previos de traumatismos o fracturas costales, operaciones torácicas, EPOC, tabaquismo y/o uso de corticosteroides se presentó en nuestra clínica refiriendo una historia previa de una semana de neumonía bacteriana. El paciente fue atendido por tres médicos duranteunperiododeseismesesantesde ser remitido adecuadamente a nuestro equipo. Sus antecedentes médicos eran significativos en cuanto a hipertensión, infarto de miocardio, arteriopatía coronaria con numerosas angioplastias y enfermedad por reflujo gastroesofágico. Durante la neumonía previa, el paciente sufrió un fuerte ataque de tos de unos tres minutos de duración. Durante este episodio, experimentó una sensación de chasquido y desgarro en el tórax derecho seguida de un dolor agudo en la parte inferior derecha de la pared torácica. Tras el incidente, describió una situación basal de dolor sordo de baja intensidad, con exacerbaciones transitorias de dolor intenso. La inspección del hemitórax derecho reveló un ensanchamiento del octavo espacio intercostal, con una masa apreciada desde la línea axilar posterior ala anterior durante la maniobra de Valsalva. La masa era sensible y reducible.

La radiografía de tórax y la tomografía computarizada revelaron protrusión del pulmón derecho que contenía aire y de la pared torácica inferolateral derecha a través del octavo espacio intercostal lateral derecho. No se observaron fracturas costales, derrames ni neumotórax en la evaluación por imagen.

Se realizó una toracotomía derecha con reparación de hernia pulmonar. Se observó una diástasis significativa en el octavo espacio intercostal derecho. Antes del cierre, se colocó un drenaje torácico de 20 French a través de un intersticio inferior. Se procedió al cierre primario del defecto y las costillas. No se utilizó malla en esta operación. El paciente se recuperó sin complicaciones y fue dado de alta el tercer día postoperatorio. En el seguimiento, el lugar de la incisión había cicatrizado bien sin recidivas y el paciente no refirió ninguna dolencias físicas derivadas de su intervención quirúrgica

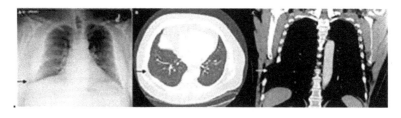

Radiografía de tórax (A) y tomografía computarizada (B y C) que revelan la protrusión del pulmón derecho que contiene aire junto con la pared torácica inferolateral derecha en el octavo espacio intercostal lateral derecho.

La SLIPH (hernia pulmonar intercostal lateral espontánea) es extremadamente rara y puede ocurrir en individuos con muy pocos factores de riesgo modificables y no modificables. Parece que hay menos de una docena de casos reales de SLIPH descritos en la literatura. Este caso es único, ya que parece ser la única presentación de SLIPH secundaria a neumonía.

Capítulo 15

Espero que hayan disfrutado con los casos anteriores, de lo más interesantes. Como probablemente habrán supuesto, echo de menos el quirófano y la posibilidad de ayudar a pacientes que otros cirujanos han evitado. Es una sensación maravillosa ver los resultados y cómo mejoran sus vidas. Este fue el caso del diagnóstico del primer síndrome xifoideo. Recordemos que era una jugadora de baloncesto de instituto de dieciséis años que se quedaba sin aliento, tenía dolor en los hombros y la espalda y no podía practicar el deporte que le gustaba. Antes de consultarnos, había visitado a doce médicos, todos desconcertados, y muchos le recomendaron antipsicóticos. La remitieron a nuestra clínica; yo diagnostiqué que el problema era el xifoides. Y el resto es historia. Se recuperó rápidamente y volvió al equipo, que ganó no uno, sino dos campeonatos estatales. Pasó a jugar al baloncesto con una beca universitaria.

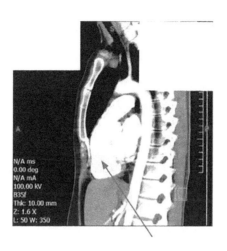

Flecha apuntando al xifoides,
presionando sobre el corazón

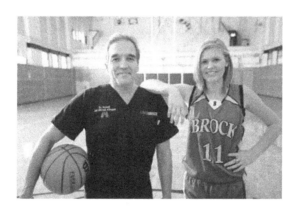

Tras su caso, recibimos mucha prensa y empezaron a llegar pacientes de todo el país. Destacó un músico fantástico, Zakk, de Colorado; su recuperación fue notable, su banda ha teloneado a muchos artistas, ha producido vídeos musicales y creo que algún día recibirá un Grammy. También tuvimos pacientes internacionales, uno de Canadá y otro de los Países Bajos. El caso de los Países

Bajos era un marine real que, como francotirador, se recostaba sobre el pecho, lo que le provocaba fuertes dolores alrededor de la zona xifoidea, que estaban afectando a su precisión. Volvió al servicio activo e informó de que "volvía a dar en el blanco".

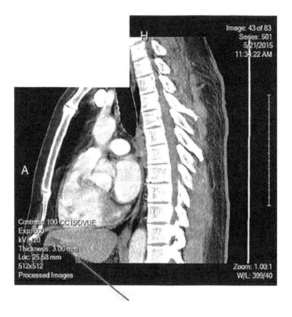

Flecha apuntando al xifoides

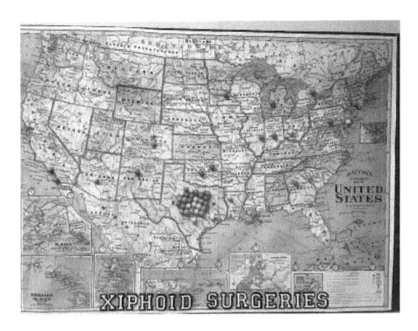

Mapa inicial de derivaciones xifoides

Este mapa se expuso en nuestra clínica; los pacientes colocaron una chincheta en el mapa indicando de dónde eran. Al principio publicamos la serie más larga en *International Surgery*. Cuando tuve que dejar la cirugía, habíamos realizado noventa y seis resecciones de xifoides. Sigo recibiendo correos electrónicos de todo el país pidiéndome ayuda; por desgracia, no puedo ayudarles, y me entristece. No he conseguido que ningún cirujano torácico acepte el reto.

Capítulo 16

El destino ha vuelto a interferir. Desarrollé el síndrome de Cushing, secundario a los esteroides. Este síndrome se ilustra en una serie de libros de un médico artista Frank Netter, MD.

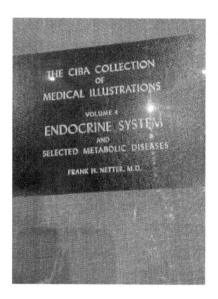

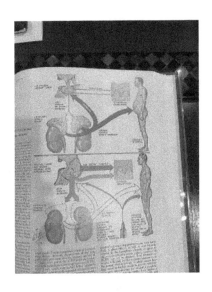

En sus libros hay explicaciones ilustradas de un paciente con síndromedeCushing. Yosoyunejemplo:caradeluna,barrigay aumento de peso. Así que ¿Qué es exactamente el síndrome de Cushing?

En 1932, el neurocirujano estadounidense Harvey Cushingdescribió los hallazgos clínicos que establecían larelaciónentreunas características físicas concretas (por ejemplo,obesidadanormaldela cara y el tronco) y un tipo específico de tumor hipofisario. Este trastorno hipofisario pasó a conocerse comosíndromedeCushing.El síndrome de Cushing es una enfermedad endocrina poco frecuente causada por la exposición de los tejidos corporales a un exceso de cortisol en el torrente sanguíneo. Producido por las glándulas suprarrenales, el cortisol es una sustancia (hormona) que ayuda al organismo a controlar la tensión arterial y responder al estrés.

Sin embargo, el exceso de cortisol produce cambios anormales en el organismo.

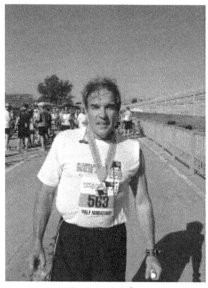 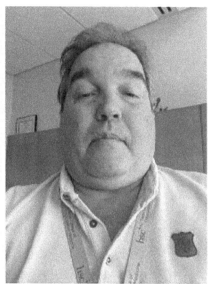

Presteroids   Poststeroids

La dexametasona es un corticoesteroide de acción prolongada que es unas veinticinco veces más potente (más fuerte) que la hidrocortisona y seis veces más potente que la prednisona. Como referencia, su cuerpo produce de forma natural el equivalente a unos 5 mg. de prednisona al día. Mi endocrinólogo ha intentado sustituirla por hidrocortisona, pero la sustitución no ha resultado terapéutica.

A medida que aumentas de peso, ahora desarrollas resistencia a la insulina y azúcares elevados en sangre; los esteroides también aumentarán tu glucosa en sangre. Esto te pone en riesgo de padecer diabetes de tipo 2.

Así que el destino ha vuelto y, efectivamente, ¡he desarrollado diabetes! No me había dado cuenta de que mi glucosa estaba por encima de 200; lo normal es 90-110, lo que explica el aumento de peso y otros síntomas.

Como de costumbre, las compañías de seguros no quieren pagar ni el monitor ni el inyectable; un tratamiento de un mes cuesta 900 dólares sin seguro. Conseguimos que nos autorizaran un inyectable a un precio de 100$ de copago al mes.

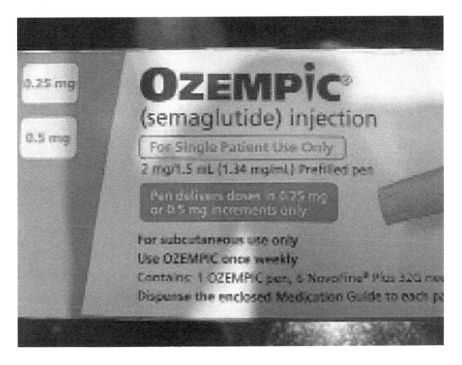

Gracias al destino, tengo otra enfermedad con la que lidiar, la diabetes. Ahora dispongo de un dispositivo de monitorizacióncontinua de la glucosa, una tecnología fascinante que permite controlar la glucemia en tiempo real. Espero poder bajar mi HbA1c a un rango normal.

Capítulo 17

Así que los hados me han impedido hacer lo que me gustaba, hacer ejercicio y correr.

Estoy tan desacondicionado que no tengo reservas. Competía en una carrera casi todos los meses.

Las más destacadas fueron la Gran Carrera Escocesa y la carrera del centenario del Parque Nacional de las Montañas Rocosas.

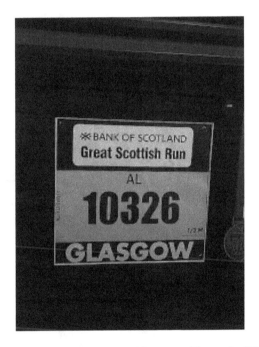

GranCarreraEscocesa,Glasgow,Escocia,2013

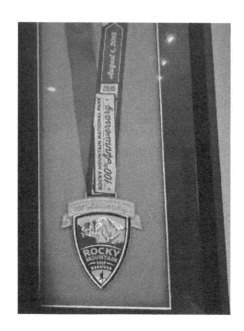

Centenario del Parque Nacional de
las Montañas Rocosas, 2015

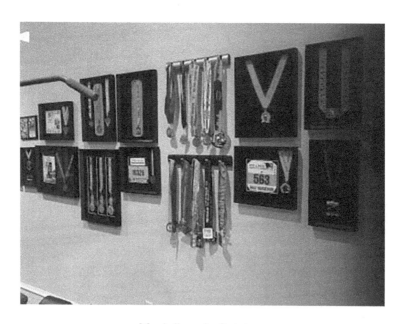

Medallas de finisher

Además, practicaba culturismo y levantamiento de pesas; mi máximo press de banca era de 340 libras. Tengo suerte si puedo levantar cinco libras. El destino me lo tiene guardado.

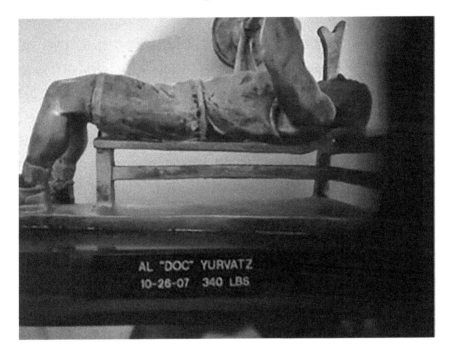

AL "DOC" YURVATZ
10-26-07   340 LBS

Bueno, tengo que empezar despacio y espero progresar. Con todo el hardware de la columna vertebral, mi flexibilidad se ha ido.

Capítulo 18

Una de las cosas más gratificantes que me ha deparado el destino ha sido la posibilidad de formar a algunos estudiantes y residentes estelares. Notable fue la Dra. Morgan, a quien conocí por primera vez como estudiante de TCOM en mi clase de honores "Aspectos históricos de la cirugía cardíaca". Fue residente de cirugía general con nosotros en el Medical City Fort Worth, y luego hizo una beca de traumatología en la Universidad de Alabama; ahora es cirujana traumatóloga en Plano, Texas. El Dr. Thomas fue residente de cirugía con nosotros y también hizo una becadetraumatología.El Dr. Ron fue el mismo, pero hizo una tercera beca en cirugía de la mano. Todos son excelentes cirujanos y están colegiados.

Tuve el honor de encapuchar a mis tres antiguos residentes como fellows del Colegio Americano de Cirujanos Osteópatas. De vez en cuando recibo mensajes de ellos sobre cómo han aplicado técnicas que yo les enseñé y han salvado a pacientes; es una sensación fantástica, la transferencia de conocimientos.

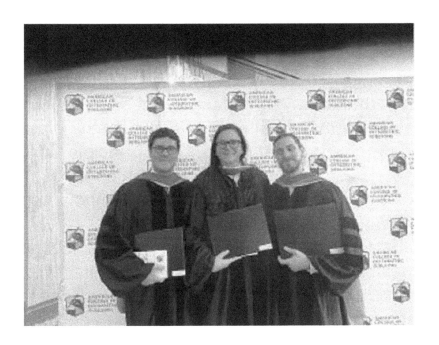

Capítulo 19

Espero que hayan disfrutado del segundo libro, "Esto para *mí*". El título viene de nuestro jefe de cirugía cardíaca, el Dr. LBM; al principio de un caso, decía: "Esto para mí", y el técnico le pasaba el bisturí. Esto era antes del actual tiempo muerto en cirugía; ¡él se adelantaba!

Estoy contemplando el libro tres, revisitando temas/sitios con nuevas fotos; planeo titular el libro tres "*30 Grados en Bypass*". Así que permanezcan atentos, ya que los hados siguen interfiriendo en mi vida.

Todos los beneficios de los derechos de autor se destinan a la beca general para estudiantes de TCOM, así como a la beca general para estudiantes de la Universidad de Strathclyde. Así que si el libro es una basura, al menos compre un ejemplar para ayudar a los estudiantes.

Sobre el autor

Albert H. Yurvati, DO, PhD, DFACOS, FICS, FAHA, se licenció en 1986 en la Facultad de Medicina Osteopática de Texas, en el Centro de Ciencias de laSaluddelaUniversidaddelNortedeTexas.Realizó su internado y residencia en cirugía general en el Tulsa Regional Medical Center de Tulsa, Oklahoma, y fue jefe de residentes en su último año. A continuación, completó una residencia en cirugía cardiotorácica y vascular en el Deborah Heart and Lung Center de la Facultad de Medicina Robert Wood Johnson de Browns Mills, Nueva Jersey, donde también fue jefe de residentes.

Está certificado por la AOA en cirugía cardiotorácica-vascular y general, y es miembro del Colegio Americano de Cirujanos y del Colegio Internacional de Cirujanos. Fue uno de los primeros miembros distinguidos del Colegio Americano de Cirujanos Osteópatas.

Realizó un doctorado en educación con especialización enliderazgo organizativo en la Northcentral University. Otras actividades educativas incluyen un certificado de posgrado de la Escuela de Educación Toulouse de la Universidad de North Texas en enseñanza y aprendizaje de adultos.

En la actualidad, el Dr. Yurvati es profesor titular DSWOP de cirugía y presidente del Departamento de Educación Médica de la Facultad de Medicina Osteopática de Texas, y profesor de fisiología integradora en el Instituto de Enfermedades Cardiovasculares y Metabólicas. Es profesor visitante en la Universidad de Strathclyde en Glasgow, Escocia, en el Departamento de Ingeniería Biomédica.

Ha recibido numerosos premios del UNTHSC, entre ellos el Clyde Gallehugh DO Memorial Award de 2012 y el President's Award for Clinical Excellence de 2011. También recibió el Doctorado en Filantropía en 2011 y, en 2010, fue galardonado con el Premio Benjamin L. Cohen a la Excelencia Investigadora y con el Premio del Decano de TCOM a la Filantropía. Además, recibió el premio Academic Commendation of Excellence (ACE) por su excelente rendimiento académico. revisión posterior a la titularidad.

A nivel nacional, el Dr. Yurvati fue director ejecutivo de la Junta Osteopática Americana de Cirugía. Participa activamente en numerosos comités del ACOS, y ha sido presidente de disciplina y representante en la junta de gobernadores, así como director del programa educativo cardiotorácico. En 2013, recibió el máximo galardón del Colegio Americano de Cirujanos Osteópatas: la Medalla Orel F. Martin. En 2016, recibió el Premio de Educación Guy D. Beaumont del ACOS.

Forma parte del consejo editorial de varias revistas, entre ellas JAOA y Filtration. Es revisor de muchas revistas especializadas, como *Cardiovascular*

Research, Experimental Biology and Medicine, Annals of Thoracic Surgery y JAOA. El Dr. Yurvati ha publicado más de cien artículos revisados por expertos, tres capítulos de libros y numerosos resúmenes. Ha recibido más de 2,5 millones de dólaresen subvenciones, incluidos fondos de los NIH, la NASA, el Departamento de Defensa y la Osteopathic Heritage Foundation. Ha dado conferencias a nivel nacional e internacional. ElDr.Yurvatiesel funcionario institucional asociado designado para los programas acreditados por el ACGME del Medical City Healthcare Consortium. También formó parte del grupo de trabajo ACGME para Surgery Milestones 2.0.

www.ingramcontent.com/pod-product-compliance
Lightning Source LLC
LaVergne TN
LVHW040527130125
801037LV00001B/18